VIAGEM AO INTERIOR

Edna Rivera

Editora InVerso
® 2021. Editora Inverso

R. Doutor Goulin, 1523 Alto da Glória
CEP 80040-280 Curitiba-PR
(41) 3254-1616 e (41) 3558-8001
editorainverso@editorainverso.com.br
www.editorainverso.com.br
Facebook.com/editorainverso
Instagram @editorainverso

COORDENAÇÃO EDITORIAL
Cristina Jones
Editora InVerso

REVISÃO
Carlos W. Jorge

FOTO DE CAPA
Pixabay

CAPA, PROJETO GRÁFICO E DIREÇÃO DE ARTE
Adriane Baldini

DADOS INTERNACIONAIS DE CATALOGAÇÃO NA PUBLICAÇÃO (CIP)
Mona Youssef Hammoud – CRB/ 9ª 1393

R622v

RIVERA, Edna Alencar. Viagem ao interior.
Curitiba: Ed. InVerso, 2021
36 p. 15 X 18 cm – PTBR

ISBN: 978-65-89851-68-4

1. Contos e crônicas. 2. Necessidade. 3. Encontros.
4. Pertencimento. 5. Ressignificação. I. Título

CDD:B869.34

Contos e crônicas: B869.34

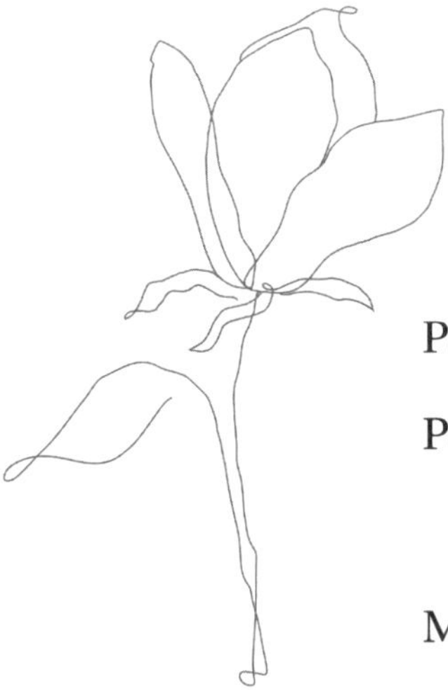

Para Gabriele.

Para Heloisa.

Meninas amadas,

me ensinam a maternidade.

— Esqueci o protetor solar.

— De novo?

— D'novo.

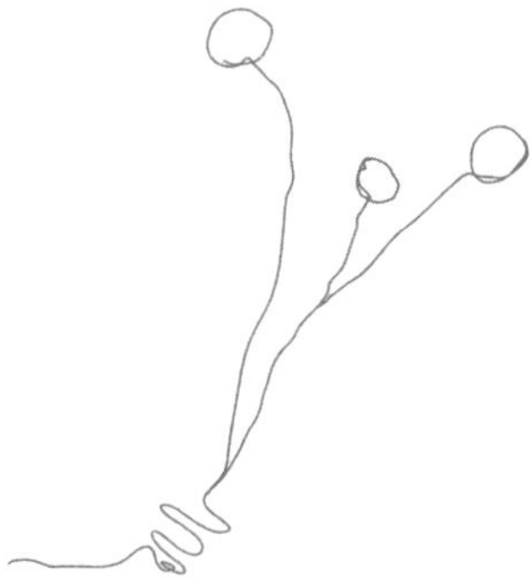

Abro a janela do carro, respiro fundo o arzinho gelado que entra pelos pulmões renovando tudo.

Latitude: -23.0841, Longitude: -44.961. 23° 5′ 3″ Sul, 44° 57′ 40″ Oeste, minha Pasárgada real.

Por lá tem tudo, é outra civilização.

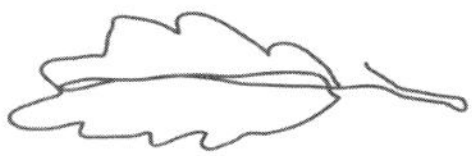

Lá, busco-te, Mestre. Tento me restabelecer das dores da alma, das inquietações existenciais. Procuro, no simples, algum conforto.

Comida é o meu fraco, confesso. No restaurante da dona Rosa, a senhora Miséria não tem vez, encho o bucho até a tampa, preencho o vazio. Conheço outras gentes. Olhares distintos, forjados num misto de trabalho árduo e esperança. Esperança que nunca acaba.

À mesa conosco, a mulher e o filho dividem um prato, gordo.

Morenos. Ela um pouco mais chamuscada pelo sol. O menino uns sete anos. Mesmo franzino, de mãos pequenas, habita nele um homem de nervo, capaz de reacender as tais cidades mortas.

Desejei parir meninos-homens. Pari duas; meu legado.

Sem me ver, ele me encara. Arrumo a alça do sutiã, disfarçado em rendas, me aperta o pensamento. Despejo o olhar na mesa, toalha de plástico: flores engorduradas grudam nos dedos. Sinto-me no laço. Puxo conversa.

— Quer um pouco da minha mistura?

Educado pela escassez, aceita.
A felicidade num bife.

Penso: estamos sempre famintos. Lá vou eu chafurnando no angu brasileiro, latinoamericanense.

Há dois tipos de fome: aquela que a barriga ronca, de tirar o sono. E a fome de reticências. No cru não falta nada, o bucho tá cheio. Mas há um silêncio perverso que afugenta o dormir, as tais...

— Você, estuda?

— Não. Moro muito longe da escola. O Francisco me ensina a ler.

— Quem é Francisco?

— O filho do patrão. Tá passando uns dias na fazenda.

— Quando for embora, com quem vai aprender?

— Com o tempo do mundo...

A mãe abandona a colher e atira a flecha:

— Dona, não tem Francisco nenhum! Ele passa o dia inteiro no mato e volta com essa história. Vive inventando.

O filho pisca seu olho sem luz.

Volto pro bife. Muita cebola. Cebola mordida estala como barata esmagada. Tomo Guaranita docinha, lembra o quebra-queixo da infância.

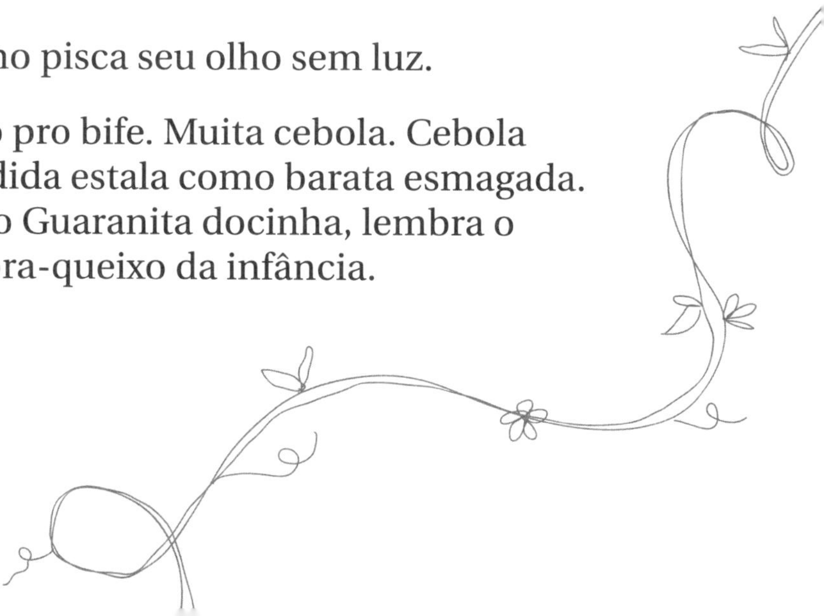

Ele não comeu a salada. Dentes se movimentam na minha direção.

— Dona, me dá um dinheiro?

Meu garfo cai, me arrasta para os pés do menino, esquecidos num tênis verde-sonho. Desenxavidos. Desatentos. Ele nem se dá conta da ferida na perna direita. Moscas rondam a sua escuridão. Daquele oco do mundo, escuto sua voz grave.

— Quero comprar um caderninho e lápis de cor pro Francisco.

— Ah... Vinte, dá?

— Acho que sim.

Ia saindo.

— Psiu. A senhora tem mais vinte?

— Mais vinte pra quê?

— Tô juntando para a máquina do tempo.

— Máquina do tempo? Hum.

— Minha barriga fala. E a da senhora?

— Ronca, às vezes.

— A máquina vai me levar para onde minha barriga não ronque.

— Ai, menino...

— Pra lá vou levar minha mãe, meu pai, o Francisco e todo mundo que eu gosto. Quer ir?

— Quero, sim.

Para o grande sonho, entrego o pouco dinheiro.

O menino novo na memória.

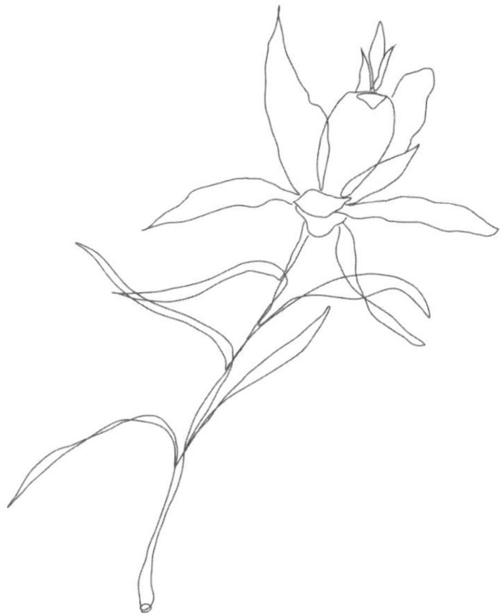

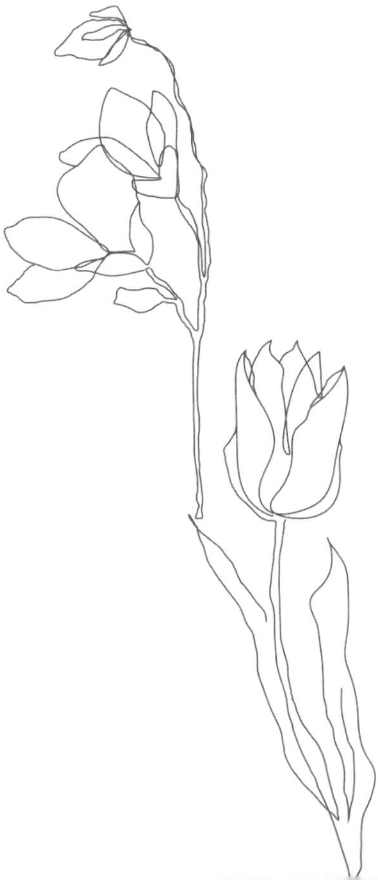

Próxima parada: santuário.

Sem saber o cep, buscamos o lar.

Sinto-me náufraga. Ânsias da idade.

Outra vez, olhos me encaram. Agora, pedintes.

Majestosas patas marrons tocam as mãos dele, do homem complexo ao qual me uni. Conexão.

Afasto-me.

Peço para a caseira tirá-la do canil.

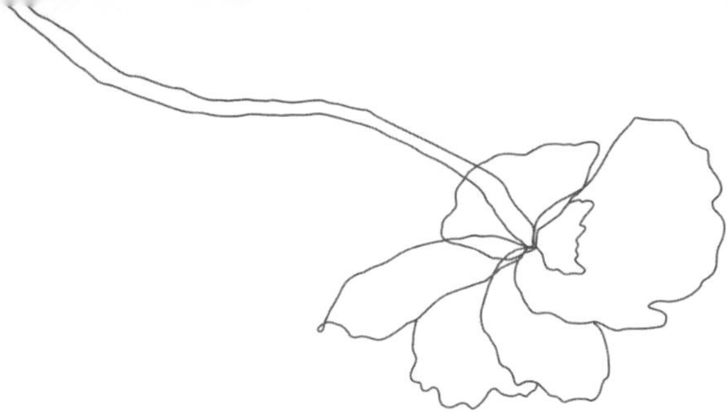

Espero.

Espero.

Espero.

Vida de esperas.

Um dia, acordo morta.

Contemplo a mata. Reluto
com o destino.

Ela chega.

— É mansa?

— Ah, sim, muito boazinha.

— Será que se dá com gatos? Lá em casa tem três.

Ajoelho.

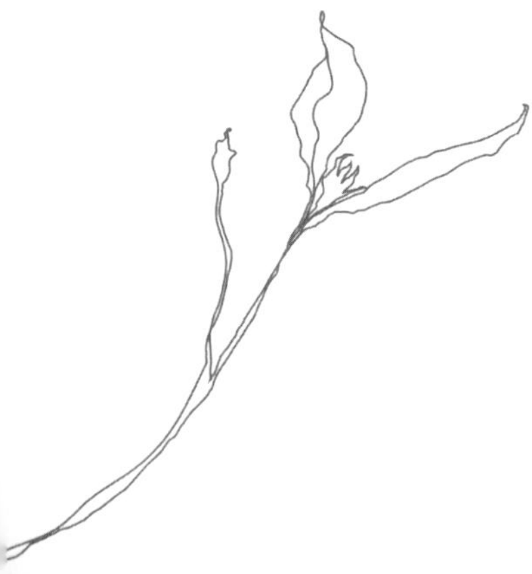

A magrela de pernas longas, tímida, se aproxima. A chamam Coração.

Um corpão que quase não cabe num abraço.

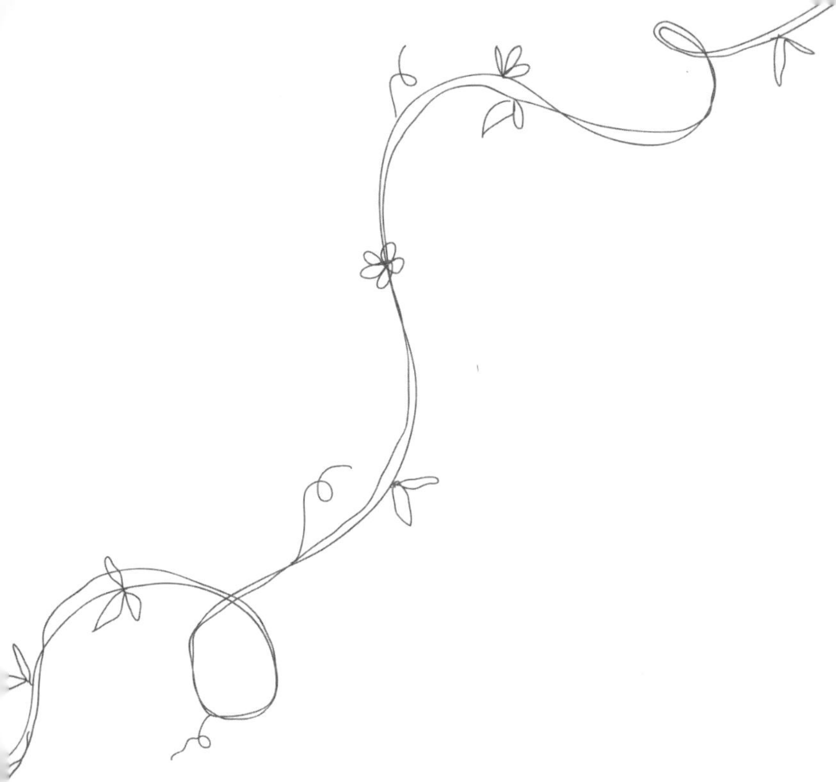

Conexão.

Lavo a alma, a minha, a dela. Num instante, a sinto, é Lara.

Choro de alegria. Descongelo.

Não te vejo mais morto, Mestre.

De sen luto.

Ela foge, corre para longe.

Mato estalando.

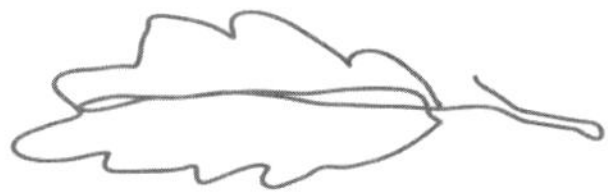

Si

len

cio.

À distância, me olha.

De joelhos, espero.

A dignidade dela impera.

Liberdade selvagem da cadela-loba.

Silêncios a exigirem vivência, entrega.

Juntamos vidas, histórias.

O Menino, Lara e Eu.

Espero a máquina do tempo.

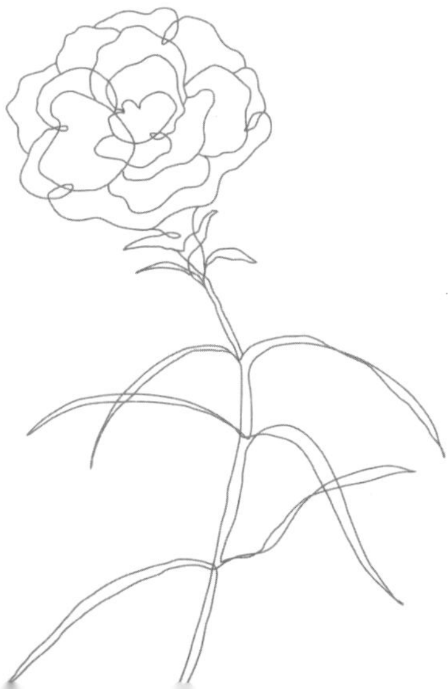

Geralmente, por trás de uma história, existem pessoas incríveis. Registro e externo minha gratidão.

À Maura Nonaka, idealizadora do Santuário de Pachamama, pelo resgate e acolhida da Coração até nossa chegada. Pelas incontáveis mensagens trocadas e pela confiança da entrega. E, sobretudo, pelo carinho e a amizade consolidada por meio dessa adoção.

À equipe de trabalho do Pachamama, especialmente ao casal Norival Afonso dos Reis e Clodomira Sampaio dos Reis. Ele, no simples gesto de abrir a porteira, nos concedeu o privilégio de acessar esse universo mágico. Ela, a *Mira* — olhos brilhantes que irradiam afeto e gentileza por todos os seres. Por suas mãos, conhecemos a tímida Coração e tivemos a certeza da escolha.

A José Luiz Rivera, parceiro das horas certas e incertas, que permitiu, entre patas, a magia da conexão de nossa cadela-loba. As memórias desse dia ainda me emocionam.

Aos incansáveis Protetores, que zelam pela vida, pela sobrevivência e lutam pela dignidade animal num Brasil gigante e faminto.

Ao ilustrador Eduardo Pupa, o *Pupa*, pela carinhosa leitura crítica de *Viagem ao interior*. Saiba que seus olhos me ajudaram a ver o menino-sonho.

À Laura Arcas, por suas pertinentes e gentis considerações em minha escrita.

À Cristina Jones, pela afetuosa recepção ao conto e dedicação ao projeto gráfico.

À Editora InVerso.

A você, Leitor, elo que completa o ciclo e atribui outras significâncias.

E à deusa Pachamama, que ao engendrar a Vida
nos concede encontros felizes e dias inesquecíveis;
relembrados nestes tempos nebulosos e incertos.

A autora.

SOBRE A AUTORA

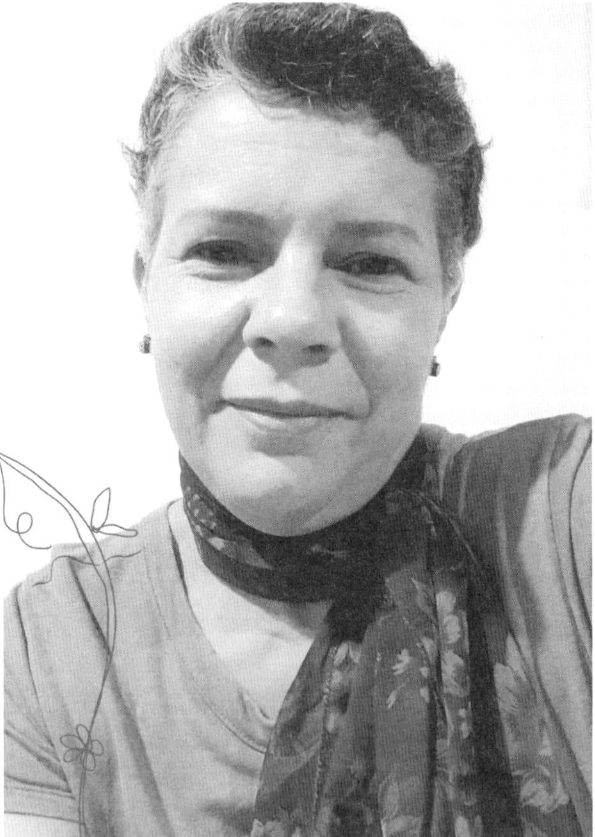

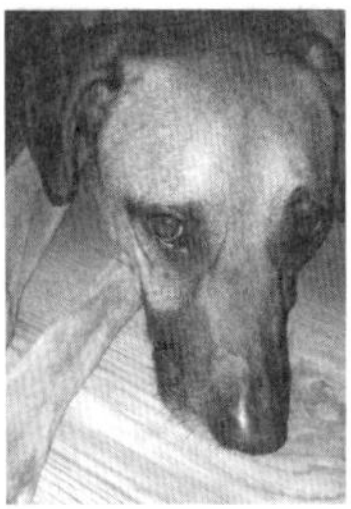

Mestre viveu conosco
de 2012 a 2017.

Ancestralidade europeia e indígena. Pais brasileiros. De nascença, paulista.

Aos 17, casei. Com 19: Gaby.

Aos 23, a profissão: jornalista. Com 25: Helô.

...tempo, tempo, tempo...

Aos 40, me fiz mestra. Com 41, ganhei meu novo par de alianças.

Nos 47, deixei de ser filha. Aos 48, mais um (de)grau.

Com 49, encontrei as letras.

E os 50?

Minha des-idade: pessoa, em obra.

Entre contos e desencontros, perambulando os limites da ficção, o menino verde-sonho, a mulher e Lara iluminam a Viagem ao Interior. Eis meu convite.

Escritos publicados: *O Rap ecoa... na literatura infantil* (2015); *Manuela e seu cachorro: o mais amado do mundo* (2020); *Estudos do Imaginário. Reflexões Contemporâneas* (2020); *O Pé da Pia,* (2020 e 2021); *O Devorador de Almas* (2021).

@ednalencarivera

www.editorainverso.com.br
facebook.com/editorainverso
@editorainverso
(+55 41) 3254-1616 e 3538-8001
(+55 41) 99798-7623